Dʳ L.-R. REGNIER

Dʳ Henry DIDSBURY

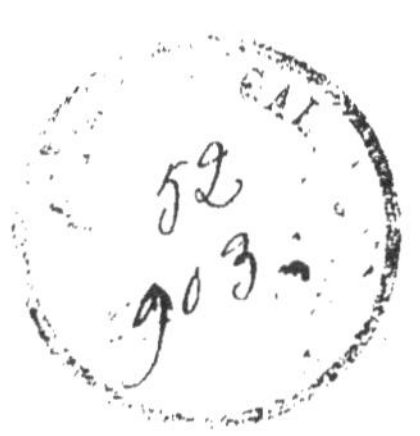

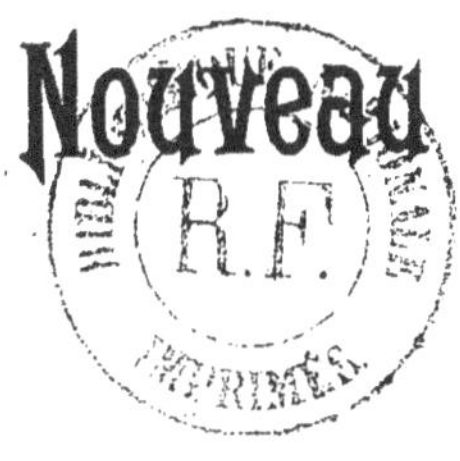 Nouveau Procédé

d'Insensibilisation

De la Bouche et des Dents

Par l'Électricité

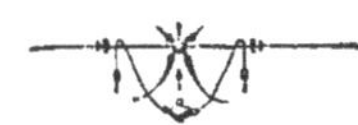

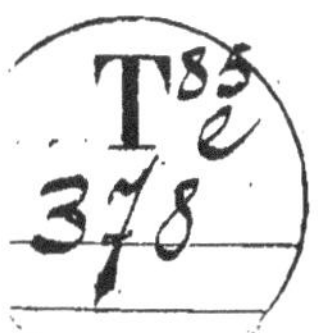

PARIS

INSTITUT INTERNATIONAL DE BIBLIOGRAPHIE SCIENTIFIQUE

93, Boulevard Saint-Germain, VI.

—

1902

NOUVEAU PROCÉDÉ D'INSENSIBILISATION
DE LA BOUCHE ET DES DENTS

PAR L'ÉLECTRICITÉ

PAR LES Dʳˢ

L.-R. REGNIER,   ET   **Henry DIDSBURY,**

Ancien interne des hôpitaux,   Dentiste des hôpitaux
Chef du laboratoire d'Électrothérapie
et de la Charité.

COMMUNICATIONS

A

L'Académie des Sciences et à l'Académie de Médecine

Dᵣ L.-R. REGNIER
Dᵣ Henry DIDSBURY

Nouveau Procédé

d'Insensibilisation

De la Bouche et des Dents

Par l'Électricité

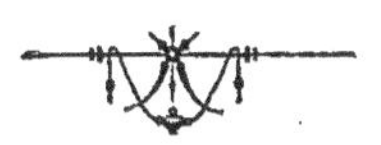

PARIS
INSTITUT INTERNATIONAL DE BIBLIOGRAPHIE SCIENTIFIQUE
93, *Boulevard Saint-Germain, VI.*

—

1902

NOUVEAU PROCÉDÉ D'INSENSIBILISATION

DE LA BOUCHE ET DES DENTS

PAR L'ÉLECTRICITÉ

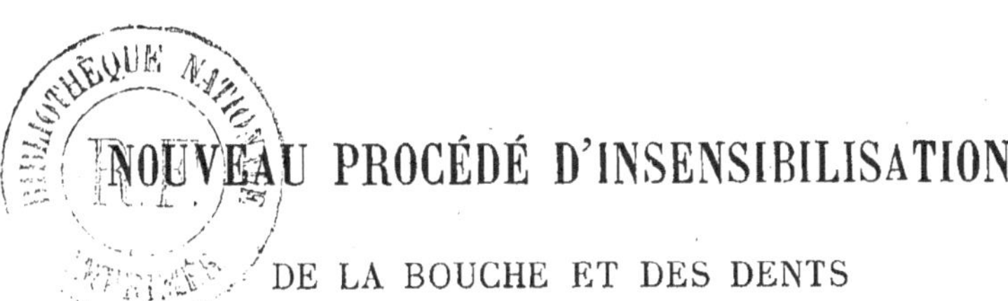

PAR LES Dʳˢ

L.-R. REGNIER,
Ancien interne des hôpitaux,
Chef du Laboratoire d'Électrothérapie
de la Charité.

ET

Henry DIDSBURY,
Dentiste des Hôpitaux.

Communication à l'Académie des Sciences

LE 24 FÉVRIER 1902

MÉDECINE. — *Nouveau procédé d'analgésie des dents par l'électricité*. Note de MM. L.-R. REGNIER et Henry DIDSBURY, présentée par M. d'Arsonval.

« Jusqu'à présent on a utilisé en Chirurgie dentaire, pour les interventions douloureuses, comme dans la grande Chirurgie, soit les anesthésiques généraux : chloroforme, éther, protoxyde d'azote, etc. ; soit les analgésiques locaux et surtout, dans ce cas, les injections de chlorhydrate de cocaïne,

« La toxicité de ces agents, les conditions particulières nécessaires à leur emploi, les malaises postopératoires auxquels ils donnent souvent lieu, sont toujours pour l'opérateur un sujet de préoccupation sérieuse, de responsabilité grave et, pour le patient, un danger hors de proportion avec l'importance de l'opération.

« L'idéal serait donc de trouver un procédé d'analgésie ne demandant aucune préparation spéciale du malade et lui évitant tout malaise consécutif. C'est pour nous rapprocher autant que possible de cet idéal que nous avons entrepris, à la Fondation Isaac Pereire, ces recherches dont nous avons communiqué les premiers résultats à l'Académie le 23 juin 1901, résultats qui, depuis, se sont confirmés et améliorés.

« Connaissant les effets d'anesthésie obtenus sur la peau et sur les muqueuses par M. d'Arsonval, à l'aide des courants de haute fréquence et de haute intensité, nous avons tenté d'utiliser ces courants dans le but : 1° de pratiquer sans douleur l'extraction des dents, leur réimplantation, le curetage de la carie non pénétrante douloureuse, celui de la chambre pulpaire ou du canal dentaire ; 2° d'ouvrir le sinus maxillaire, d'enlever l'épulis, en un mot d'essayer si ce procédé d'analgésie serait applicable à toutes les opérations qui sont de pratique courante en Chirurgie dentaire. Nos recherches actuelles ne portent que sur l'extraction des dents et le curetage de la dentine.

*
* *

« Pour l'extraction il convient d'employer l'appareil d'Arsonval construit par Gaiffe, comprenant une bobine de 30 cm. d'étincelle avec interrupteur rotatif Contremoulin-Gaiffe et condensateur à pétrole. Ce dernier est relié à un résonateur Oudin dont la tige supérieure est unie par un conducteur souple à l'électrode fixée sur la mâchoire du patient (*fig.* 1). Cette électrode est constituée par un moulage en *stent*, revêtu à l'intérieur de poudre métallique et d'une

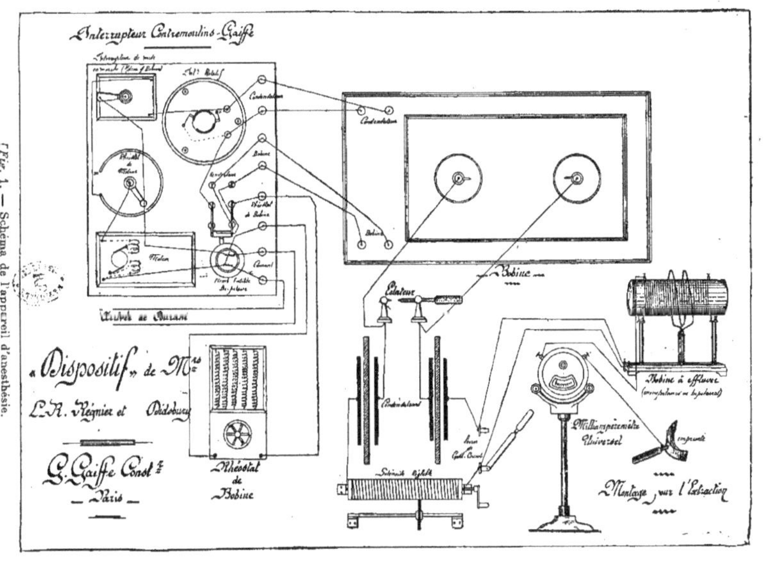

[Fig. 1. — Schéma de l'appareil d'anesthésie.

mince feuille d'étain. Pour absorber la chaleur développée par le courant, cette dernière est enduite d'une couche de pâte d'amiante humide. Un galvanomètre, intercalé dans la partie du circuit qui joint le résonateur à l'électrode, indique pendant toute la durée de la séance l'intensité du courant qui passe dans le corps du patient.

*
* *

« Appliqués suivant certaines règles que nous avons pu déterminer au cours de nos expériences, ces courants, ainsi que l'a démontré M. d'Arsonval, n'éveillent chez le patient aucune sensation autre que celle d'un peu de chaleur dans la région recouverte par l'électrode. Cette sensation, quand on atteint 300 m A, devient cependant pénible, ce qui nous a empêché d'employer des intensités plus élevées qui, d'ailleurs, ne semblent pas nécessaires dans la plupart des cas. En effet, les dents monoradiculaires non atteintes de périostite sont complètement insensibilisées par une électrisation de 3 à 5 minutes à l'intensité de 150 à 200 m A ; les dents polyradiculaires nécessitent une électrisation de 6 à 8 minutes à l'intensité de 200 à 250 m A. Les dents atteintes de périostite semblent plus rebelles à l'action électrique et donneront lieu à de nouvelles recherches. L'insuffisance ou l'absence d'analgésie, constatée dans quelques cas, tient presque toujours à des causes physiques : 1° mauvais contact de l'électrode et de la dent ; 2° intensité trop faible du courant par mauvais fonctionnement de l'appareil ; 3° dérivation dans le siège sur lequel le malade était placé, et qui, garni de pièces métalliques, avait le double inconvénient de provoquer des sensations désagréables et d'entraver l'action analgésiante du courant. Dans les autres cas, c'est la pusillanimité des sujets, effrayés par le bruit de la décharge

1*

du condensateur, qui nous a obligés à suspendre trop tôt l'électrisation.

« Pour obtenir un résultat certain, il est donc nécessaire : 1° que le contact de l'électrode et de la dent soit absolument intime et que la gencive ait été préalablement débarrassée de la salive et du mucus qui la recouvrent ; 2° que le courant soit réglé à environ 300.000 alternances par seconde ; 3° que l'intensité de 150 à 250 m A soit bien atteinte ; 4° que le patient soit placé sur un siège entièrement dépourvu de pièces métalliques.

« Grâce à ces précautions aucun des malades traités n'a éprouvé de malaises, soit pendant l'électrisation, soit après, et l'analgésie a toujours été complète.

« Nous avons également réalisé l'analgésie des caries non pénétrantes douloureuses. Cependant des recherches ultérieures sont nécessaires sur ce sujet. Mais nous pouvons dès à présent affirmer que ce nouveau procédé, qui évite l'emploi des agents anesthésiques toxiques, n'est nullement dangereux et que si, dans quelques cas bien déterminés, il ne supprime pas complètement la douleur, il la diminue toujours considérablement ».

NOUVEAU PROCÉDÉ D'INSENSIBILISATION

DE LA BOUCHE ET DES DENTS

PAR L'ÉLECTRICITÉ

PAR LES Dᵣˢ

L.-R. REGNIER,   ET   **Henry DIDSBURY,**
Ancien interne des hôpitaux,   Dentiste des Hôpitaux.
Chef du Laboratoire d'Électrothérapie
de la Charité.

Communication à l'Académie de Médecine

LE 24 MARS 1902

Intervenir *sans douleur* dans toutes les opérations du ressort de la chirurgie dentaire et *sans danger aucun* pour le malade soit pour sa santé générale, soit pour l'intégrité de l'organe en traitement, voilà le but des recherches que nous avons entreprises à la *Fondation Péreire*, recherches dont nous venons aujourd'hui exposer les résultats acquis.

La chirurgie dentaire, pour ses interventions douloureuses, utilise, comme la grande chirurgie, deux catégories d'agents d'insensibilisation :

1° Les anesthésiques généraux (protoxyde d'azote, chloroforme, éther, bromure d'éthyle, etc.);

2° Les analgésiques locaux, injections de cocaïne, pulvé-
risations d'éther ou de chlorure d'éthyle, application de
glace pilée, etc.

* *

Il nous semble inutile de faire ici ressortir les dangers des
anesthésiques généraux pour une opération de petite chirurgie.

Risquer la vie d'un patient pour une opération grave, soit;
mais la risquer pour une extraction dentaire, c'est une autre
affaire.

Le chloroforme et les anesthésiques généraux ne sont pas
seulement volontiers écartés pour l'extraction d'une dent, à
cause des dangers graves qu'ils peuvent faire courir au
malade, mais encore et surtout à cause des malaises postopératoires, et des conditions nécessaires à leur application : malade à jeun, ausculté préalablement par le médecin
de la famille consentant à l'anesthésie ; nécessité du retour
du client chez lui sans un repos suffisant et sans surveil-
lance ; toutes causes de dangers sérieux pour le malade et de
responsabilités pour l'opérateur.

Les anesthésiques locaux s'appliquent de deux façons :

1° Par inoculation de l'agent anesthésiant, mais toujours
toxique, dans le torrent circulatoire ;

2° Par applications externes.

La cocaïne, qui est l'anesthésique le plus souvent employé,
si elle n'est pas appliquée suivant les principes que le
Dr Reclus a établis, est dangereuse même entre les mains
d'un opérateur prudent ; et, bien appliquée, elle provoque
souvent des malaises consécutifs et prolongés qui sont un

sujet de préoccupations sérieuses pour tout dentiste consciencieux.

Quant aux moyens d'anesthésie par les applications externes, ils sont tous insuffisants pour une opération importante.

*
* *

L'idéal était d'avoir à sa disposition un procédé qui, sans demander aucune préparation spéciale du client, sans exiger d'auscultation ni d'examen, même superficiel de la santé générale, permît d'intervenir sans faire subir au patient aucun désagrément, sans nécessiter pour lui un repos après l'opération et sans lui occasionner de malaises consécutifs.

C'est pour nous rapprocher autant que possible de cet idéal que nous avons entrepris ces recherches.

A quel agent pouvions-nous donc songer qui, sans avoir les inconvénients des substances jusqu'alors utilisées, répondît au programme que nous nous étions tracé? A l'électricité.

En effet, des essais antérieurs aux nôtres avaient déjà établi la possibilité de diminuer la douleur de l'extraction dentaire au moyen de la faradisation, de la galvanisation. Ces tentatives cependant n'ont pas dû aboutir à des résultats suffisamment satisfaisants, puisque les procédés décrits n'ont pas entré dans la pratique.

Mais les recherches du Prof. d'Arsonval sur les propriétés physiologiques des courants de haute fréquence et de haute intensité lui ayant permis d'anesthésier la peau, nous avons pensé que ce procédé d'analgésie pourrait être utilisé en chirurgie dentaire.

Ce sont donc ces courants que nous avons employés dans le but : 1° de pratiquer sans douleur l'extraction des dents, le curetage de la dentine d'une carie non pénétrante, d'une chambre pulpaire ou d'un canal dentaire et la réimplantation ; 2° d'ouvrir le sinus maxillaire, d'enlever l'épulis, et en dernier lieu, d'essayer si ce procédé d'analgésie peut s'appliquer à toutes les opérations qui sont de pratique courante en chirurgie dentaire.

Nous avons tout d'abord tourné nos investigations vers :

1° L'extraction ;

2° Le curetage des caries non pénétrantes.

Aujourd'hui, notre but est principalement d'exposer les résultats que nous avons obtenus dans l'extraction des dents et de dire quelques mots sur l'analgésie dans le curetage dentaire.

*
* *

Nous avons commencé nos expériences au mois de mars 1901 en utilisant l'appareil du Prof. d'Arsonval, composé d'une bobine de 10 centimètres d'étincelle à trembleur rotatif, actionnée par une batterie de six accumulateurs et reliée à un résonateur Oudin. L'un des pôles de ce résonateur était relié à une électrode composée d'une tige isolante terminée par une petite sphère à laquelle sont fixées deux lames flexibles en aluminium que le malade maintenait lui-même sur la gencive.

Les premières expériences faites avec ce dispositif nous donnèrent les résultats que nous avons consignés dans le premier pli cacheté déposé par nous à l'Académie de médecine le 26 mars 1901.

Ces résultats étaient des plus encourageants. Mais les séances qui suivirent ne nous donnèrent pas toujours les mêmes satisfactions et cela nous démontra la nécessité de recherches plus approfondies. Celles-ci nous ont convaincu

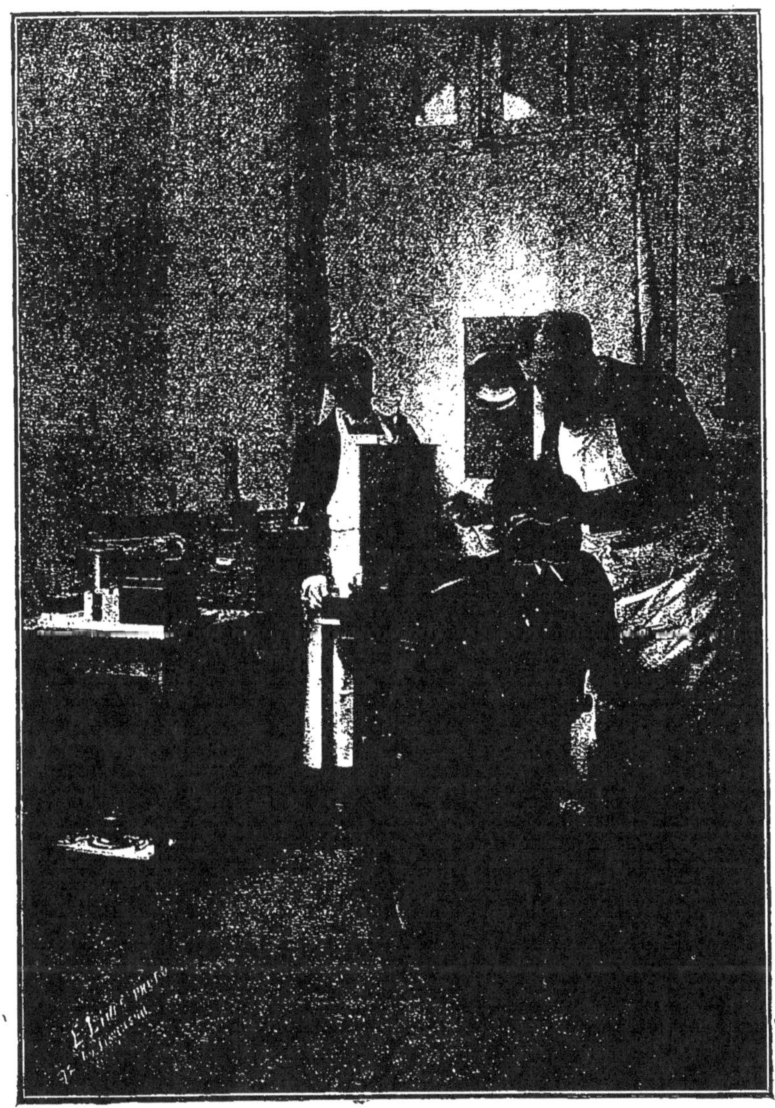

Fig. 2. — Appareil d'expériences de la Fondation Pereire.

que notre premier dispositif était insuffisant comme intensité électrique, comme contact de l'électrode, comme rapidité des fréquences du courant.

C'est pourquoi nous avons remplacé cet appareil par le nouveau dispositif de M. Gaiffe (*fig.* 2) comprenant : une bobine de 30 centimètres d'étincelle, avec interrupteur Contremoulin et condensateur à pétrole. Celui-ci est, comme dans le premier appareil, relié au résonateur.

Nous avons remplacé notre électrode primitive par une autre, constituée par un moulage en *stent* de la région à anesthésier. Ce moulage est revêtu à l'intérieur de poudre métallique et d'une mince feuille d'étain. Pour absorber la chaleur développée par le courant, cette feuille est encore enduite d'une couche de pâte d'amiante humide. Le courant est amené dans ce moule à l'aide d'une électrode spéciale.

Un galvanomètre, placé sur la partie du circuit qui joint le résonateur à l'électrode, indique, pendant toute la durée de la séance, l'intensité du courant qui passe dans le corps du patient.

Depuis que nous avons adopté ce nouveau dispositif signalé par nous dans notre second pli cacheté déposé à l'Académie le 4 juin, les résultats sont devenus plus constants, mais à la condition d'observer très exactement certaines règles que nous avons petit à petit déterminées.

L'insuffisance de l'anesthésie tient, en effet, dans la plupart des cas à des causes physiques :

1° Mauvais contact de l'électrode et de la dent, soit parce que le moule n'est pas bien appliqué, soit parce que le dégraissage de la gencive n'a pas été suffisamment fait ;

2° Intensité trop faible du courant.

Car, d'une part, malgré la perfection des appareils, il arrive parfois que le rendement en énergie électrique n'est pas assez élevé et qu'on ne peut arriver à obtenir l'intensité nécessaire, qui varie suivant le cas de la clinique.

D'autre part, et bien que le courant de haute fréquence, lorsqu'il est convenablement réglé n'éveille aucune sensation, il est arrivé que des personnes pusillanimes ou nerveuses, effrayées par l'aspect de l'appareil et le bruit de la décharge du condensateur, n'ont pas laissé terminer l'application dont le résultat se trouve ainsi forcément modifié.

Enfin, il faut veiller attentivement à ce que les conducteurs soient bien montés sur les appareils dans l'ordre voulu, faute de quoi le courant passe mal et ne produit pas l'effet attendu.

Pour éviter les dérivations préjudiciables à la bonne marche de l'anesthésie et désagréables pour le malade, il est indispensable que celui-ci soit placé sur un siège entièrement dépourvu de pièces métalliques.

*
* *

Voici la statistique des cas que nous avons traités :

Dans 15 cas d'extraction de dents monoradiculaires, nous avons eu :

13 fois l'analgésie complète ;

1 fois une analgésie relative après une application électrique de trente secondes seulement ;

1 malade a dit qu'il avait souffert, mais n'a fait aucun mouvement de défense ;

Dans 30 cas d'extraction de dents polyradiculaire, nous avons eu :

14 fois l'analgésie complète ;

11 fois l'analgésie relative ;

6 fois rien, par faute de technique.

Or, après ces expériences, nous pouvons déterminer presque à l'avance dans quels cas nous aurons un succès complet et dans quels autres nous n'obtiendrons qu'une diminution appréciable de la douleur.

A) Les dents monoradiculaires, non atteintes de périostite, sont enlevées avec l'indolence la plus absolue, après une application électrique de 4 à 5 minutes avec une intensité de 150 à 250 mA

B) Les dents polyradiculaires, non atteintes de périostite, exigent une application un peu plus longue et une intensité de 200 à 250 mA.

C) Les dents atteintes de périostite aiguë ou chronique sont plus rebelles et nécessiteront des recherches ultérieures dans lesquelles nous examinerons s'il n'y aurait pas lieu d'adjoindre à l'action électrique le concours d'un autre agent.

Quels moyens avons-nous employés pour constater la diminution de la sensibilité ?.

1° *Les questions au patient.* — Avait-il souffert un peu, beaucoup, moyennement, plus ou moins que de telle autre extraction précédente ou pas du tout ? Ces questions ont amené des réponses typiques.

Exemples : Une jeune fille de seize ans, qui venait de subir l'extraction d'une grosse molaire supérieure, confessait que le souvenir de l'extraction de ses dents de lait était plus pénible que ce qu'elle venait d'endurer.

Une fillette de onze ans, à qui nous avions retiré les deux première petites molaires supérieures pour faire de la place aux canines, l'une à l'aide de la cocaïne, l'autre à l'aide de la haute fréquence, déclarait que de tout ce qu'on lui avait fait, c'était la piqûre de cocaïne elle-même qui lui avait laissé l'impression la plus désagréable.

Un homme, à qui nous venions de retirer une canine de belle longueur, ne pouvant croire que l'opération était faite, tant elle avait été indolore, se précipitait vers un petit miroir accroché au mur, et après constatation *de visu* nous témoignait son étonnement.

L'un de nous amena un jour son fils pour l'extraction d'une grosse mollaire inférieure gauche. L'enfant âgé de 12 ans, très émotif, subit l'opération sans bouger et déclara n'avoir rien senti. Pour bien nous assurer qu'il ne nous faisait pas une réponse suivant nos désirs, mais conforme à la réalité, nous lui proposâmes une deuxième extraction de l'autre côté du maxilliaire.

« De suite, si vous voulez, » répondit-il. Or, si la première extraction avait été pénible, l'enfant n'aurait jamais consenti à recommencer séance tenante.

Un autre homme qui, huit jours avant, avait subi l'extraction d'une petite molaire sans moyen d'insensibilisation, se prêtait à nos expériences pour une nouvelle opération. « Si, nous dit-il, je représente par un chiffre la douleur de mon opération sans anesthésie je dirai 10, et pour celle de ce jour je dirai 2 ».

A ce propos, nous faisons remarquer que le courant ne fait qu'analgésier localement, il n'endort pas tout l'être. Le patient a donc la sensation du contact, il assiste à l'opération à l'état de veille et à l'impression qu'on le touche, qu'on ébranle sa dent et qu'on la lui enlève : mais aucune de ces sensations n'est douloureuse et c'est ce qui explique que quelques opérés ont pu, par crainte ou émotion, soit faire un faible mouvement de défense, soit crier, alors que, lorsqu'on les interrogeait ensuite, ils convenaient n'avoir pas éprouvé de douleur.

Ces phénomènes, d'ailleurs, se retrouvent dans l'anesthésie cocaïnique.

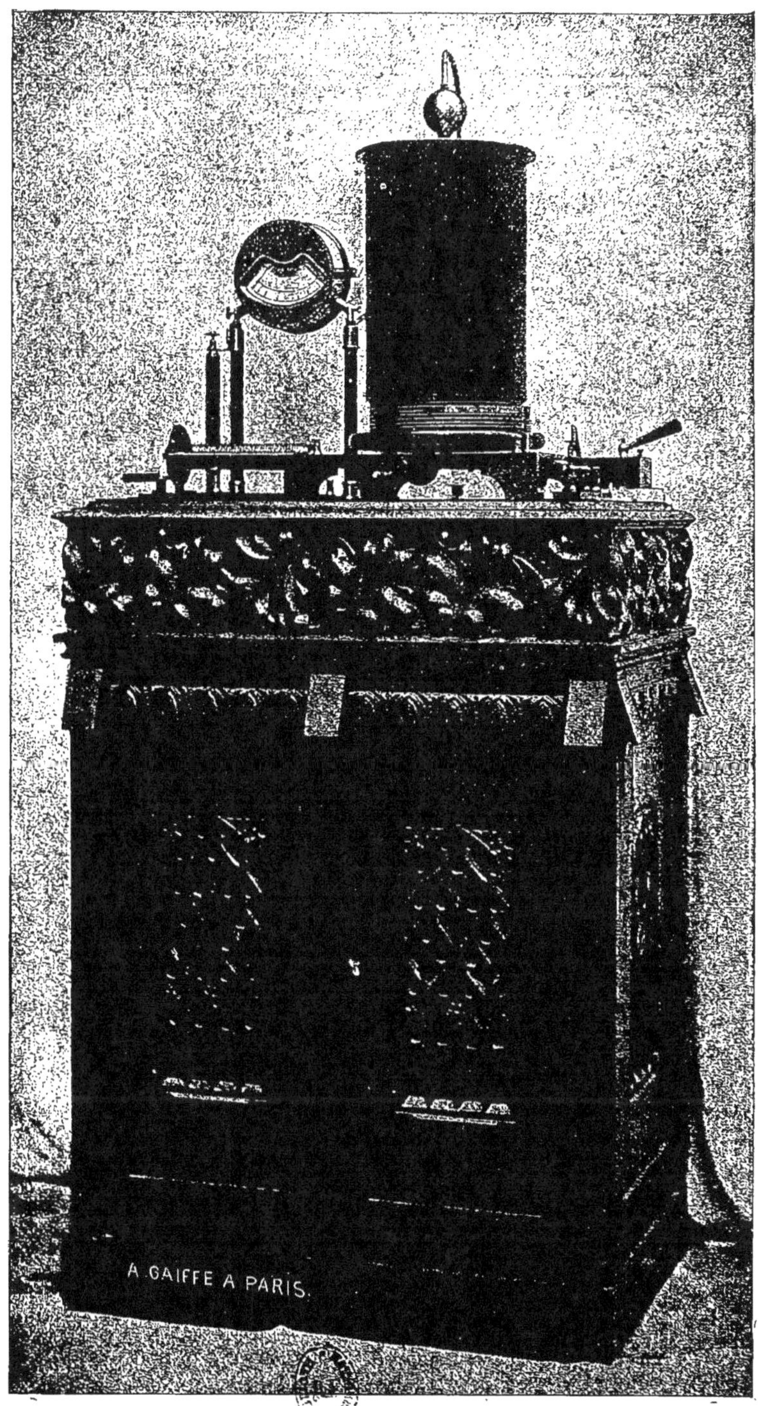

Fig. 3. — Appareil des Drs L.-R. RÉGNIER et Henry DIDSBURY pour l'insensibilisation
de la bouche et des dents.

2° *Les mouvements du corps du patient.* — Etant donné que lorsqu'on a à supporter une douleur on a tendance à s'arc-bouter, à se tenir aux barreaux de la chaise, que le corps se cambre, en un mot que tous les muscles se tendent et se mettent en défense, nous avions soin de placer les deux mains du malade sur ses genoux et nous observions s'il les bougeait pendant l'opération.

3° *Les cris* sont un mauvais moyen de renseignement : on crie par peur, par nervosisme, par émotion, même sans avoir rien ressenti.

Ces expériences ont été faites et ces moyens de contrôle ont été employés par nous en présence d'un certain nombre de confrères parmi lesquels nous croyons devoir citer tout particulièrement M. le Prof. d'Arsonval, M. le Dr Quénu, M. le Prof. Bergonié, de Bordeaux, MM. les Drs Touchard, Coupard et Guéneau, de Levallois, qui ont constaté avec nous la réalité de l'analgésie.

*
* *

En résumé, nous avons avec les courants de haute fréquence un procédé d'analgésie qui évite l'emploi des toxiques, procédé nullement ressenti par le patient, qui n'éprouve ni choc, ni trépidation, ni quoi que ce soit, et nullement dangereux, ni au moment de son application ni après, procédé enfin qui supprime complètement la douleur souvent, la diminue toujours.

Nous avons tenté d'obtenir l'analgésie de la dentine et nous y sommes parvenus.

Tous les gens qui ont eu besoin du secours du dentiste savent combien est douloureuse une dent, même peu gâtée,

quand la rugine ou la fraise énuclée les parties atteintes par
la carie.

Or, si la chirurgie dentaire est actuellement bien armée
pour le traitement sans douleur des caries pénétrantes, elle
n'a guère, comme auxiliaire dans les caries non pénétrantes,
douloureuses au contact de l'instrument, que l'endurance du
patient et la légèreté de main de l'opérateur. Elle n'a pas
d'agent efficace, analgésiant suffisamment, sans risques pour
la vitalité de la pulpe dentaire.

Dès aujourd'hui nous pouvons dire qu'après quelques minutes le courant électrique a rendu la dent complètement
insensible et que l'opérateur peut profiter de l'analgésie
obtenue pour curetter et complètement nettoyer la cavité
dentaire sans douleur pour le patient et sans danger pour la
vie de la pulpe.

Si nous ne nous étendons pas actuellement sur cette
question si intéressante, c'est que deux difficultés restent à
vaincre :

1° L'électrode qui entre en contact avec la dentine n'est pas
encore parfaite ;

2° Les conditions d'application du courant ne sont pas
encore complètement déterminées.

Mais il est désormais établi que l'analgésie de la dentine
d'une dent vivante est trouvée.